HANNELORE SCHUSTER
Seminar über Vorsorgeuntersuchungen bei Säuglingen und Kleinkindern

Seminare
für die ärztliche Fortbildung

Herausgegeben von

Professor Dr. ALBERT SCHRETZENMAYR

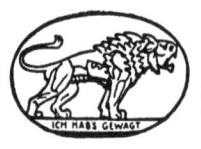

Springer-Verlag Berlin Heidelberg GmbH

Seminar über Vorsorgeuntersuchungen bei Säuglingen und Kleinkindern

Von Dr. HANNELORE SCHUSTER

Mit 20 Abbildungen

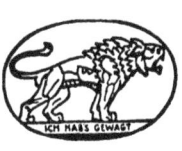

Springer-Verlag Berlin Heidelberg GmbH

Originalbeitrag in Almanach für die ärztliche Fortbildung 1972/73.
J. F. Lehmanns Verlag München 1973

ISBN 978-3-469-00401-7   ISBN 978-3-662-30342-9 (eBook)
DOI 10.1007/978-3-662-30342-9

Alle Rechte vorbehalten

© Springer-Verlag Berlin Heidelberg 1972
Ursprünglich erschienen bei J. F. Lehmanns Verlag München 1972.

Einband: Simon Wappes München

Inhalt

1. Neugeborenen-Erstuntersuchung 9
2. Neugeborenen-Basisuntersuchung 9
   Allgemeine Untersuchung 10
3. Untersuchung in der 4. (spätestens 6.) Lebenswoche 20
4. Untersuchung im 4. bis 6. Lebensmonat 20
5. Untersuchung im 9. bis 12. Lebensmonat 25
6. Untersuchung im 21. bis 24. Lebensmonat 26
7. Untersuchung im 4. Lebensjahr 26

Seit dem 1. August 1971 sind Vorsorgeuntersuchungen für Kinder bis zum vollendeten 4. Lebensjahr eingeführt, die der Früherkennung von Krankheiten dienen sollen, die eine normale körperliche und geistige Entwicklung des Kindes beeinträchtigen. Diese Früherkennungsmaßnahmen bei Kindern umfassen insgesamt 7 Untersuchungen, die in bestimmten Zeiträumen vorgenommen werden sollen:

1. Neugeborenen-Erstuntersuchung, unmittelbar nach der Geburt
2. Neugeborenen-Basisuntersuchung vom 5.–10. Lebenstag
3. Untersuchung in der 4.–6. Lebenswoche
4. Untersuchung im 4.–6. Lebensmonat
5. Untersuchung im 9.–12. Lebensmonat
6. Untersuchung im 21.–24. Lebensmonat
7. Untersuchung im 4. Lebensjahr

Da alle Untersuchungen im Kindesalter die Beachtung physiologischer und psychologischer Eigenheiten in den verschiedenen kindlichen Entwicklungsstufen erfordern, ist es notwendig, die wichtigsten Entwicklungsdaten, die in der folgenden Übersicht zusammengestellt sind, zu kennen (Tab. 1).

Tab. 1: Entwicklung des Kindes

Normalgewicht:	Bei Geburt	3–3,5 kg
	Mit 5 Monaten	verdoppelt
	Mit 1 Jahr	verdreifacht
	Mit 2 Jahren	vervierfacht
	Mit 4 Jahren	16 kg
	Mit 6 Jahren	20 kg
	Mit 10 Jahren	30 kg
	Von *Frühgeborenen* spricht man bei einem Geburtsgewicht unter 2500 g	

Aus der Kinderklinik und Poliklinik der Universität Erlangen-Nürnberg
(Direktor: Prof. Dr. A. *Windorfer*)

Tägliche Zunahme:	1. Quartal 30 g,	2. Quartal 20 g,	3. Quartal 15 g	
	Geburt	1. Jahr	3.–4. Jahr	im 10. Jahr
Normallänge:	50 cm	75 cm	100 cm	130 cm
Kopfumfang:	34 cm	46 cm	50 cm	52 cm

Fontanelle mit $5/4$ Jahren geschlossen

Zahnung – Milchgebiß:	Mit 6–8 Monaten	Beginn
	Mit 1 Jahr	8 Schneidezähne
	Mit 2^1/$_2$ Jahren	20 Zähne = vollständiges Milchgebiß
Bleibendes Gebiß:	Beginn mit 6 Jahren: 1. Molar	
	mit 12 Jahren: 2. Molar – letzter Milchzahn fällt aus	

Knochenkerne der Hand: 8 Handwurzelknochen, Ulna- und Radiusepiphyse; Zahl der Kerne: Zahl der Jahre + 1; Daumensesambein bei Pubertätsbeginn

Atmung und Kreislauf:

	Puls	Atmung	RR
Neugeborene	120–130	40–55	80
Säuglinge	105–115	30–40	80
Kleinkinder	90–105	25–35	100
Schulkinder	75–90	20–25	120

Statomotorische und psychische Entwicklung:

Im 2. Monat	Lächeln, hebt Kopf in Bauchlage
Im 3. Monat	Verfolgen mit den Augen
Im 4. Monat	Greifversuch, Kopfkontrolle
Mit 6 Monaten	Sitzen, Greifen mit opponierten Daumen
Mit 9 Monaten	Stehen, Handgeben, sitzt ohne Stütze
Mit 12–15 Monaten	Gehen, erste Worte
Mit 2 Jahren	Erste Sätze, bettrein, läuft ohne hinzufallen, geht ohne Festhalten Treppen rauf und runter
Mit 4 Jahren	Auf einem Bein stehen, Ball fangen und zurückwerfen, spielt mit anderen, kurze Trennung von Mutter möglich.

1. Neugeborenen-Erstuntersuchung

Die Neugeborenen-Erstuntersuchung erfolgt unmittelbar nach der Geburt und hat zum Ziel, lebensbedrohliche Zustände sofort zu erkennen und ggf. entsprechende therapeutische Maßnahmen einzuleiten.
Es werden dabei 5 objektive Befunde: Hautkolorit, Atmung, Muskeltonus, Reflexe beim Absaugen und Herzschlag, beurteilt und mit den Noten 0-1-2 belegt.
z. B. Hautkolorit: blau oder weiß = 0
Stamm rosig, Extremitäten blau = 1
rosig = 2

Die Summe der 5 Einzelnoten ergibt den Asphyxie-Index. Das günstigste Ergebnis ist 10 (= 5 × 2) und bedeutet, daß sich das Kind in keiner akuten Gefahr befindet. Asphyxie-Indices unter 7 gehören zu den Risikofaktoren, unter 4 zeigen sie schwere Asphyxie an und erfordern eingehende weitere Diagnose und Therapie. Asphyxie-Index

Außerdem soll bei dieser Untersuchung beurteilt werden, ob das Kind reif, frei von äußerlichen Mißbildungen, Ödemen und Gelbsucht ist.
Diese erste Untersuchung wird in der Regel von Geburtshelfern oder Hebammen in der Klinik vorgenommen; sie liefert auch für die nachfolgenden Untersucher wichtige Hinweise.
Kinder mit Risikofaktoren in der Schwangerschaft und Perinatalperiode zeigen statistisch signifikant eine erhöhte Gefahr für ihre zentralnervöse Entwicklung. Zu diesen Risikofaktoren gehören: (Tab. 2). Risikofaktoren

2. Neugeborenen-Basisuntersuchung

Die Neugeborenen-Basisuntersuchung zwischen dem 5. und 10. Lebenstag wird in der Regel in der Klinik durchgeführt. Jeder niedergelassene Arzt kann aber dazu herangezogen werden.

Der Hinweis auf BCG-Impfung und Rachitisprophylaxe soll an diese beiden Maßnahmen erinnern, sie gehören eigentlich nicht zum Vorsorgeprogramm. BCG-Impfung
Rachitis-
prophylaxe

Der Guthrie-Test auf Phenylketonurie muß ab dem 5. Lebenstag als Früherkennungsmaßnahme veranlaßt werden: Eine Filtertestkarte wird mit dem Fersenblut des Neugeborenen getränkt und anschließend an eine zentrale Untersuchungsstelle geschickt. Die dazu notwendigen Filtertestkarten werden von den damit beauftragten Untersuchungsanstalten kostenlos geliefert und kostenlos ausgewertet. Nur positive Befunde werden mitgeteilt.
Blutproben vor dem 4. Lebenstag sind diagnostisch nicht zu verwerten, da der Phenylalanin-Blutspiegel des Phenylketonurie-Kranken bei der Guthrie-Test

Tab. 2: Verzeichnis der Risikofaktoren (modifiziert und gekürzt nach *Joppich* und *Schulte*)

A. *Pathologischer Schwangerschaftsverlauf*
1. Sehr junge oder alte Mütter
2. Infektionskrankheiten während der Schwangerschaft
3. andere Krankheiten der Mutter (z. B. Diabetes, Hyperthyreose, Nephropathien, kardiopulmonale Insuffizienz)
4. Blutgruppenunverträglichkeit
5. Blutungen während der Schwangerschaft
6. Hydramnion
7. Mehrlingsschwangerschaft
8. Abnorm kurze (unter 37 Wochen) und abnorm lange (über 42 Wochen) Schwangerschaft
9. Intrauterine Mangelernährung und Plazentainsuffizienz

B. *Störungen unter der Geburt*
1. Mangelhafte Geburtsleitung; unsachgemäße Anästhesie
2. Plazenta- und Nabelschnuranomalien
3. Abnorme Wehentätigkeit
4. Verengung des Geburtskanals, insbesondere des Beckens
5. Lageanomalien
6. Instrumentelle und operative Entbindungen
7. Mehrlingsgeburt

C. *Neugeborenenperiode*
1. Asphyxie, >2 min Dauer bis zum 1. Atemzug oder mehr als 10 min Dauer bis zur normalen Atemtätigkeit und niedrige Apgar-Noten (<7)
2. Icterus gravis, Hypoglykämie, Krämpfe
3. Ernsthafte Erkrankungen oder Infektionen in der Neugeborenenperiode, insbesondere Meningoenzephalitiden

Geburt noch normal ist und erst nach 3 Tagen signifikant höher liegt als beim gesunden Neugeborenen. Der Nachweis der vermehrten Ausscheidung von Phenylbrenztraubensäure im Urin mit der einfachen $FeCl_3$-Probe (= Windeltest beim Neugeborenen) hat sich zur Frühdiagnose nicht bewährt. Die Probe wird erst bei 10–15fach erhöhtem Phenylalanin-Blutspiegel positiv, also erst 6 Wochen nach der Geburt und später.

Eisenchlorid-
probe

Allgemeine Untersuchung

Die Untersuchung dient dem Ziel, durch umfassende Befunderhebung angeborene Fehlbildungen, Geburtsschäden und lebensbedrohliche Erkrankungen frühzeitig zu erkennen. Der Zeitpunkt nach dem 4. Tag scheint günstig gewählt, denn die postnatale Adaptation in den ersten Lebenstagen beeinträchtigt die Standardisierung der Untersuchung.

Es erfolgt zunächst die allgemein pädiatrische Untersuchung mit Beurteilung des Allgemeinzustandes und die Auskultation von Herz und Lungen. Die Auskultation des Herzens soll dabei nicht nur an den klassischen Punkten, sondern über dem gesamten Präcordium, dem Hals und Thorax erfolgen. Normalerweise zeigen im Säuglingsalter 1. und 2. Herzton etwa gleiche Lautstärke. Geräusche, die an Querverbindungen im Herzen entstehen, hängen in ihrer Lautstärke von der Differenz der systolischen Drucke im großen und kleinen Kreislauf ab. Diese Differenz ist in den ersten Lebenswochen gering und außerdem beim Schreien und Pressen starken Schwankungen unterworfen, so daß manche Herzgeräusche im frühen Säuglingsalter in ihrer Lautstärke sehr stark wechseln können. Jedes Herzgeräusch, das die 1. Lebenswoche überdauert, legt den Verdacht auf einen angeborenen Herzfehler nahe.

Untersuchung von Herz und Lungen

Durch die Auskultation der Lunge wird ermittelt, ob beide Lungen normal belüftet sind. Bei den besonderen anatomischen Verhältnissen im Säuglingsalter — mit relativ weiten Bronchien bei noch nicht voll entfaltetem Alveolenmantel — entsteht ein als pueriles Atmen bezeichnetes physiologisches Atemgeräusch, das zwischen dem Vesikulär- und dem Bronchialatmen steht.

Bei der Palpation des Abdomens, die nach Möglichkeit am nicht schreienden Kind vorgenommen werden soll, ist zu beachten, daß beim Neugeborenen die Leber den Rippenbogen um 1 Querfinger normalerweise überragt. Eine Milzvergrößerung ist dagegen immer pathologisch, genauso wie eine tastbare Vergrößerung der Nieren.

Untersuchung des Abdomens

Wichtig ist die Inspektion des Nabels, wobei insbesondere auf Nabelinfektionen und Nabelhernien zu achten ist.

Nabel-Untersuchung

Bei der Untersuchung der Genitalien ist zu beachten, daß eine Phimose beim Knaben noch physiologisch ist und während des Säuglingsalters keiner Therapie bedarf. Der Descensus testiculorum ist beim reifen Neugeborenen meist vollzogen; besteht ein Hodenhochstand, so sollte der Befund regelmäßig kontrolliert werden. Vor dem 2. Lebensjahr ist auch hier keine Therapie erforderlich.

Genitalien

Ein Leistenbruch kann innerhalb des 1. Lebensjahres spontan ausheilen; bei Einklemmungserscheinungen muß allerdings sofort operiert werden. Hydrozelen sind vorübergehende Befunde bei jungen Säuglingen; sie müssen operiert werden bei Persistenz über 12 Monate oder bei Übergröße.

Genitalfehlbildungen bei Mädchen sind Atresia vulvae, Atresia hymenalis oder Klitorishypertrophie, die sofortige weitere Diagnostik und entsprechende therapeutische Maßnahmen erfordern.

Fehlbildungen des Skeletts werden meist gleich nach der Geburt diagnostiziert. Bei der Untersuchung des Kopfes soll der Kopfumfang (größte fronto-

Untersuchung des Skelettsystems

okzipitale Zirkumferenz) bestimmt und Schädelnähte, Fontanellen und Schädelknochen palpiert werden. Am Hals werden Schiefhaltung oder Verkürzung registriert und wird nach Schlüsselbeinfrakturen gefahndet. Neben Prüfung der Wirbelsäule auf Deformierungen und der Extremitäten auf Mißbildungen, wie Klumpfuß, Hackenfuß, Zehenmißbildungen, ist insbesondere die Untersuchung auf das Bestehen einer Hüftgelenksdysplasie von Bedeutung.

<small>Ortolani-Phänomen zur Erkennung der Hüftdysplasie</small>

Im Neugeborenenalter ist ein sicheres Kriterium das Aus- und Einrenkphänomen nach *Ortolani*: In maximaler Abduktion und Außenrotation der Oberschenkel wird versucht, den Hüftkopf nach hinten aus- und einzurenken, wobei ein schnappendes Geräusch zu hören ist. Klinische Hinweiszeichen bei einseitiger Luxation sind unterschiedlicher Verlauf der Adduktorenfalten; außerdem wird das Bein auf der erkrankten Seite häufig in Außenrotation und Abduktion gehalten und erscheint kürzer als das gesunde Bein.

<small>Untersuchung der motorischen Entwicklung und des Nervensystems</small>

Die Prüfung der zentralnervösen Funktionen ist ein wichtiger Bestandteil des Untersuchungsganges und schließt die motorische Entwicklung mit ein. Während der gesamten Säuglingszeit steht die Beurteilung der Motorik im Mittelpunkt der Untersuchung des Nervensystems, wobei man sich mit Vorteil der Primitivreflexe und Bewegungsautomatismen des Säuglings bedient. Da bei Neugeborenen und Säuglingen, meist auch beim Kleinkind, jede Mitarbeit von seiten des Patienten fehlt, ist eine genaue Standardisierung der Untersuchung notwendig *(Prechtl* und *Beintema)*:

<small>Standardisierung der Untersuchung</small>

1. Standardisierung der Umweltbedingungen: hohe Zimmertemperatur von etwa 27–30° C, gute Beleuchtung, Untersuchungstisch mit weicher Auflage.
2. Standardisierung des Verhaltenszustandes des Kindes: der optimale Zeitpunkt für die Untersuchung ist 2–3 Stunden nach der Fütterung; ungünstig nach tiefem Schlaf oder nach längerer Schreiperiode.
3. Standardisierung der Handgriffe des Untersuchers: dabei weicht die Reihenfolge der neurologischen Tests von den sonst in der Neurologie üblichen ab. Man führt jene zuerst aus, die den Zustand des Kindes am wenigsten beeinflussen; Reflexe, die beim Kind unangenehme Empfindungen auslösen, werden zuletzt geprüft (Tab. 3).

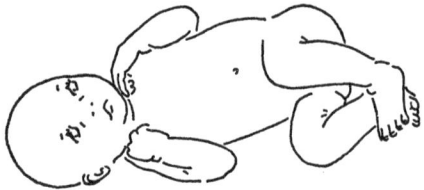

Abb. 1: Haltung des Neugeborenen in Rückenlage.

<small>Untersuchung in Rückenlage</small>

Die neurologische Untersuchung beginnt in Rückenlage (Abb. 1). Bei gesunden Kindern ist die Körperhaltung symmetrisch, wenn der Kopf

Tab. 3: Neurologischer Untersuchungsgang beim Neugeborenen und jungen Säugling

Rückenlage:	Glabellareflex
	Saugreflex
	Zurückfedern der Arme
	Handgreifreflex
	Fußgreifreflex
	Babinski
	Fluchtreflex
	Patellarsehnenreflex
	ATNR = asymmetrisch tonischer Nackenreflex
Hochziehen in die Sitzhaltung:	Widerstand gegen Streckung im Ellenbogengelenk
	Kopfkontrolle
Moro-Reaktion	
Schreitautomatismus	
Bauchlage:	Automatische Reaktion
	Kopfheben
Schwebelage	

dabei in der Mittellinie liegt. Die Arme sind halbflektiert, die Beine in den Hüften leicht abduziert. Abweichungen sind
1. Opisthotonus, wobei der Kopf retroflektiert und die Beine gestreckt sind
2. Froschhaltung: die Extremitäten liegen gestreckt und leicht angebeugt auf der Unterlage
3. Asymmetrien der Extremitäten bei Lähmungen.

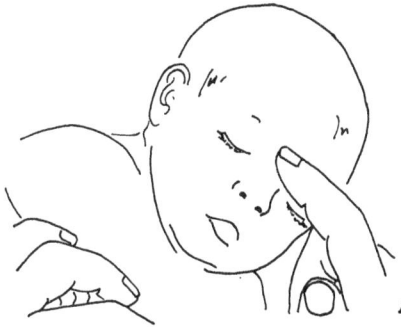

Abb. 2: Glabellareflex.

Prüfung der Reflexe

Glabellareflex (Abb. 2): Kurzer Schlag mit dem Zeigefinger gegen die Nasenwurzel führt zu einem raschen und kurzdauernden Zukneifen der Augen. Bei Fazialisparesen kommt es zu asymmetrischer Reaktion.

Glabellareflex

13

Saugreflex **Saugreflex** (Abb. 3): Der Zeigefinger des Untersuchers wird 2–3 cm tief in den Mund des Säuglings gelegt, dabei spürt man kräftige rhythmische Saugbewegungen und auch Zungenbewegungen (letztere fehlen bei Hypoglossusparesen).

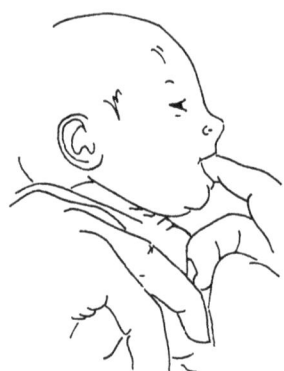

Abb. 3: Saugreflex.

Armprüfung **Prüfung des Zurückfederns der Arme** (Abb. 4): Beide Arme werden dabei symmetrisch in den Ellenbogengelenken gestreckt und danach plötzlich freigegeben, es kommt zu einem ruckartigen Zurückfedern beider Arme in die Beugehaltung. Diese Reaktion ist während der ganzen Neugeborenenzeit vorhanden. Bei Plexusparesen oder Klavikulafraktur ist sie asymmetrisch, bei apathischen Kindern fehlt sie ganz, die Arme bleiben dann gestreckt.

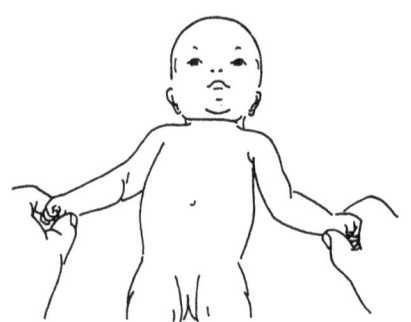 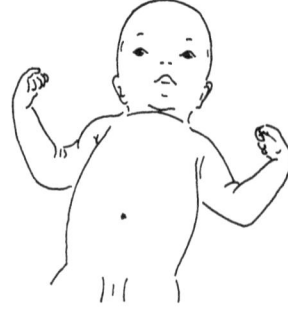

Abb. 4: Zurückfedern der Arme
a) Auslösung
b) Reaktion.

Handgreifreflex **Handgreifreflex** (Abb. 5): Untersucher legt beide Zeigefinger von ulnar herkommend in die Handinnenflächen des Kindes und übt einen leichten Druck aus. Das Kind umgreift den Finger des Untersuchers und hält ihn längere Zeit fest. Zu beachten sind dabei Seitendifferenzen, z. B. bei Plexuslähmungen, Klavikulafraktur oder Halbseitensyndromen. Gleichzeitiges Saugen verstärkt den Reflex. Bei apathischen Kindern ist das Greifen schwach oder fehlt.

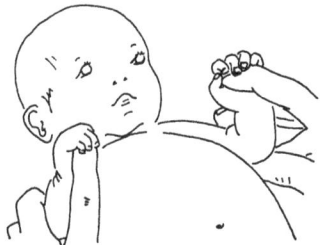

Abb. 5: Handgreifreflex.

Fußgreifreflex (Abb. 6): Untersucher drückt die Daumen gegen die Fußballen, alle Zehen werden plantar flektiert. Dieser Reflex fehlt bei Rückenmarkläsionen (lumbale Meningomyelozele) — er ist asymmetrisch bei Halbseitensyndrom oder Ischiadikusrecksyndrom, z. B. bei Steißlage. *Fußgreifreflex*

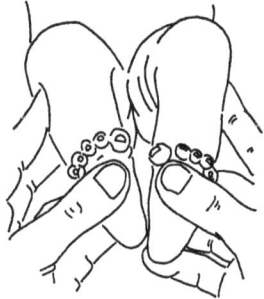
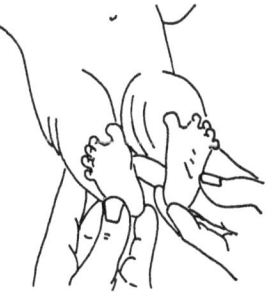

Abb. 6: Fußgreifreflex.   Abb. 7: Babinski-Reaktion.

Babinski-Reflex (Abb. 7): Die Fußsohle wird am fibularen Rand mit dem Fingernagel gestrichen, und zwar von den Zehen zur Ferse hin ohne Druck, da sonst — in umgekehrter Richtung oder mit Druck — der Greifreflex ausgelöst würde. Beim Babinski-Reflex kommt es zur tonischen Dorsalflexion der großen Zehe und Fächern der übrigen Zehen. Diese Reaktion ist konstant auszulösen; sie fehlt nur bei Rückenmarksläsionen und schwer apathischen Kindern. Der Babinski-Reflex ist bis zum Ende des 1. Lebensjahres, also bis das Kind laufen lernt, nachweisbar. *Babinski-Reflex*

Fluchtreflex (Abb. 8): Leichtes Kratzen der Fußsohle mit einer Nadel führt zu einem raschen Zurückziehen des Beines mit Flexion in Hüfte, Knie und Fuß. Zu achten ist besonders auf Asymmetrien. Der Reflex ist *Fluchtreflex* sehr konstant bei gesunden Säuglingen, abgeschwächt bei apathischen Kindern.

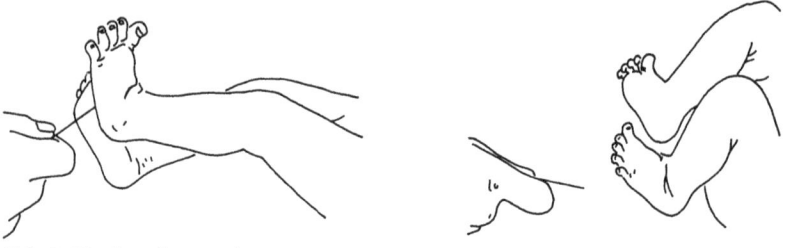

Abb. 8: Fluchtreflex   a) Reizung   b) Reaktion.

Patellarsehnenreflex Prüfung des Patellarsehnenreflexes (Abb. 9): Beide Beine des Kindes werden über eine Hand des Untersuchers gelegt und leicht angehoben. Sind die Beine völlig entspannt, wird mit dem Zeigefinger der anderen Hand auf die Sehne unterhalb der Patella geklopft. Es kommt zu einer kurzen Kontraktion des ipsilateralen M. quadriceps mit Streckung des Beines und gleichzeitig zur Kontraktion des kontralateralen M. adductor femoris, wobei das andere Bein kurz adduziert wird. Zu beachten sind wiederum Asymmetrien; bei apathischen Kindern, Rückenmarksläsionen und Muskelerkrankungen fehlt der Reflex oder ist erheblich abgeschwächt. Bei übererregbaren Kindern kann er bis zu anhaltendem Tonus gesteigert sein.

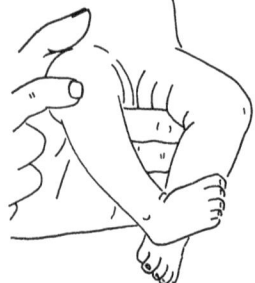 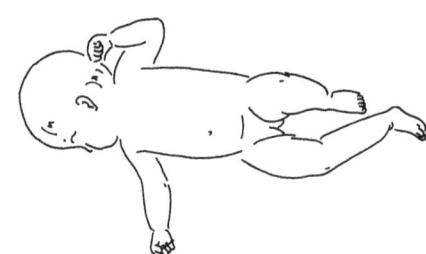

Abb. 9: Patellarsehnenreflex.   Abb. 10: ATNR = asymmetrisch-tonischer Nackenreflex.

Nackenreflex In Rückenlage wird außerdem der ATNR = asymmetrisch-tonischer Nackenreflex geprüft (Abb. 10): Der Kopf des Neugeborenen wird langsam passiv zur Seite gedreht, so daß Kinn und Schulter sich berühren. Man beobachtet danach, daß der Arm der „Gesichtsseite" gestreckt, der zum Hinterhaupt gebeugt wird; etwas schwächer ist diese Reaktion auch an den Beinen erkennbar. Die eingenommene Haltung wird auch als Fechterstellung bezeichnet. Dieser Reflex ist im Neugeborenenalter nicht regelmäßig auszulösen, darf aber bis zum 4. Lebensmonat vorhanden sein.

Aus der Rückenlage wird dann das Kind an den Handgelenken gefaßt Hochziehen
und langsam in die Sitzhaltung gezogen. Dabei soll der Widerstand in in die Sitzhaltung
den Armen gegen die völlige Streckung im Ellenbogengelenk beurteilt
werden; normalerweise bleiben die Arme leicht gebeugt (Abb. 11). Bei

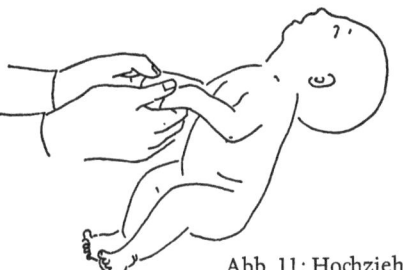

Abb. 11: Hochziehen an den Armen beim Neugeborenen.

hypotonen Kindern fehlt der Widerstand; asymmetrische Befunde werden
bei Plexuslähmung erhoben, bei hypertonen Kindern besteht eine starke
Flexion der Arme. Beim Hochziehen wird außerdem die Kopfbalance
kontrolliert. In Sitzhaltung wird schon vom Neugeborenen der Kopf
kurzfristig frei gehalten, muß dann aber unterstützt werden (Abb. 12). Bei
hypotonen und apathischen Kindern fehlt diese Fähigkeit. Beim Sitzen
ohne Unterstützung klappt das Neugeborene wie ein Taschenmesser nach
vorne zusammen (Abb. 12 b).

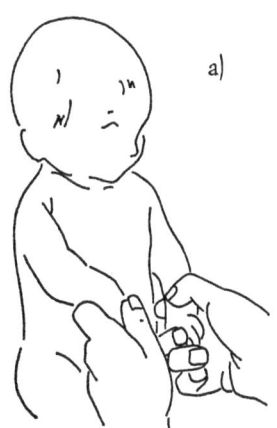 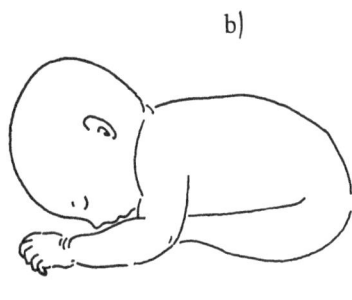

Abb. 12: a) Kopfkontrolle beim Neugeborenen
b) „freies" Sitzen beim Neugeborenen.

Zur Prüfung der Moro-Reaktion (Abb. 13) hält der Untersucher den Körper Moro-Reaktion
des Kindes mit einer Hand und läßt den Kopf in der anderen liegen. Durch
eine leichte aber rasche Abwärtsbewegung der Kopfhand von 3–4 cm
wird der Kopf des Kindes retroflektiert. Bei diesem sogenannten head-drop

soll der Kopf genau in der Mittellinie liegen und die Nackenmuskulatur entspannt sein. Bei vollständiger Moro-Reaktion kommt es dann
1. zu einer Abduktion der Arme in den Schultergelenken
2. zu einer Streckung der Arme in den Ellenbogengelenken und Fingerspreizung
3. zu einer Beugung der Arme, die dadurch im Bogen wieder in die Ruhehaltung geführt werden.

Auch bei dieser Reaktion soll auf Asymmetrien (Plexuslähmung, Klavikulafraktur, zentrales Halbseitensyndrom) geachtet werden. Übererregbare Kinder haben meist eine sehr starke Moro-Reaktion, bei apathischen

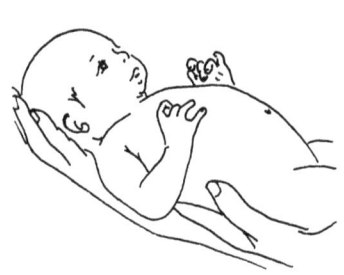
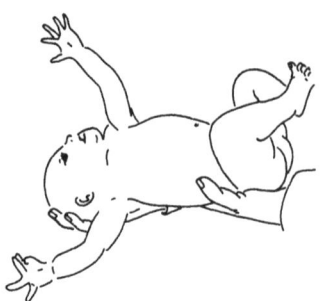

Abb. 13: Moro-Reaktion
a) Ausgangshaltung
b) Reaktion.

ist sie schwach, bei hypotonen sind Abduktion und Extension deutlich, die Adduktion dagegen gering nachweisbar. Im allgemeinen gilt, daß eine schwache oder fehlende Moro-Reaktion immer ein ernstes Zeichen einer neurologischen Schädigung darstellt.

Schreit-automatismus Bei den Schreitbewegungen wird das Kind unter den Schultern gehalten (Abb. 14); berühren die Fußsohlen den Untersuchungstisch, so werden alternierende Schreitbewegungen beider Beine ausgeführt. Der Schreitautomatismus fehlt häufig bei Kindern, die aus Beckenendlage geboren wurden, ferner bei apathischen und sehr schlaffen Säuglingen.

Untersuchung in Bauchlage Anschließend wird das Kind in die Bauchlage gebracht und mit dem Gesicht auf die Unterfläche gelegt; dabei kommt es zur sogenannten automatischen Reaktion (Abb. 15): Der Kopf wird zwecks Freihaltung der Atemwege zu einer Seite gelegt. Diese Reaktion kann schon bei sehr kleinen unreifen, aber lebensfrischen Frühgeborenen beobachtet werden. Gesunde Neugeborene können ihren Kopf auch in Bauchlage meist schon kurz anheben.

Zur Prüfung in der sogenannten Schwebelage wird das Kind mit beiden Händen unter Bauch und Brust gefaßt und hochgehalten, wobei das Neugeborene im allgemeinen Beugetonus verharren darf (Abb. 16).

Schwebelage

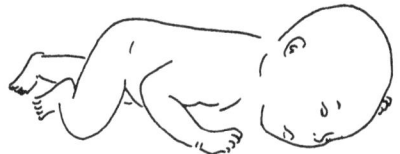

Abb. 15: Automatische Reaktion in Bauchlage.

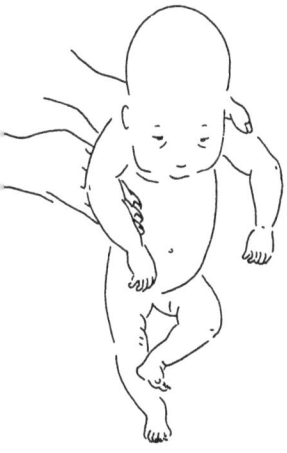

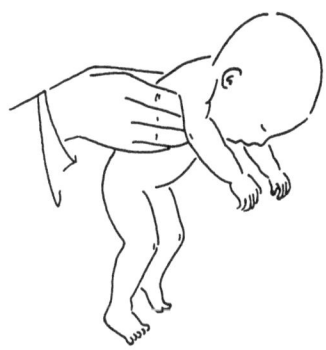

Abb. 14: Schreitbewegungen des Neugeborenen.

Abb. 16: Untersuchung in der Schwebelage.

Zur Prüfung der Sinnesorgane wird das Neugeborene wieder in die Rückenlage gebracht; es wird die Pupillenreaktion auf Licht beobachtet und der Gehörgang nach Möglichkeit mit einem Ohrenspiegel eingesehen. Schon beim Neugeborenen kann man mit dem kochleo-palpebralen Reflex (auch auro-palpebraler Reflex genannt) die Hörfähigkeit beurteilen: auf Schallreiz kommt es bei offenen Augen zum Lidschlag, bei vorher schon geschlossenen Augen zum verstärkten Zukneifen der Lider, meist verbunden mit einer Schreckreaktion bis hin zum Weinen.

Untersuchung der Sinnesorgane

Pupillenreaktion
Ohrspiegelung
Kochleo-palpebraler Reflex

Wurden nicht unmittelbar nach der Geburt zur Prüfung der Nasendurchgängigkeit die Choanen sondiert, so muß diese Untersuchung jetzt nachgeholt werden.

Choanen-sondierung

Mit der Inspektion der Mundhöhle, wobei besonders auf Spaltbildung geachtet werden soll, ist die Neugeborenen-Basisuntersuchung beendet.

Inspektion der Mundhöhle

3. Untersuchung in der 4. (spätestens 6.) Lebenswoche

Der Untersuchungsablauf entspricht demjenigen bei der Neugeborenen Basisuntersuchung. Bei der Untersuchung des Allgemein- und Ernährungszustandes ist auf Unter- aber auch auf Übergewicht zu achten.
In Bauchlage soll der Säugling den Kopf jetzt kräftig heben und auch halten können (Abb. 17).
Es folgt wieder die Untersuchung von Herz, Lungen, Abdomen und Geschlechtsorganen.

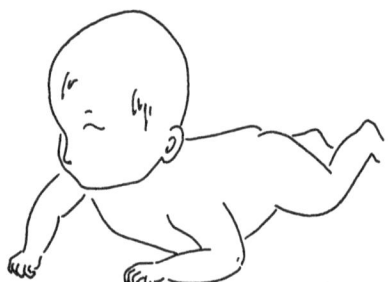

Abb. 17: Kopfheben in Bauchlage.

Untersuchung auf Vorliegen einer Hüftgelenksdysplasie
Bei der Beurteilung des Skelettsystems ist die Untersuchung auf das Vorliegen einer Hüftgelenksdysplasie von besonderer Wichtigkeit. Das Ortolani-Phänomen (siehe 2.) ist zu diesem Zeitpunkt nur noch ausnahmsweise auslösbar; an seine Stelle tritt jetzt die Prüfung der Spreizhemmung oder -behinderung: Bei Beugung in Knie- und Hüftgelenk werden die Beine abduziert. Sie sollen dabei der Unterlage bis auf einen Winkel von 30° genähert werden können; praktisch heißt das, daß der Untersucher nicht mehr als 2–3 Querfinger zwischen Unterlage und Kniegelenke beiderseits legen kann. Ist der Winkel beidseitig oder einseitig größer, d. h. ist die Spreizung nicht optimal möglich, so besteht der dringende Verdacht auf eine angeborene Hüftgelenksdysplasie. Das Kind sollte dann mit einer Spreizhose versorgt werden.

Abduktionshemmung

Die Untersuchung des Zentralnervensystems und der Sinnesorgane unterscheidet sich nicht von den Ausführungen unter 2.; darauf hinzuweisen ist lediglich, daß der allgemeine Beugetonus nicht mehr so ausgeprägt ist wie beim Neugeborenen.

4. Untersuchung im 4. bis 6. Lebensmonat

Vorgeschichte
Die Fragen der Vorgeschichte nach abnormer Schreckhaftigkeit, schrillem Schreien und Steifhalten beim Füttern und Baden können, wenn sie bejaht werden, auf eine Hirnschädigung hinweisen. Dies gilt ebenso, wenn die weiteren Fragen nach Bauchlage, Spontanbewegungen der Extremitäten und beginnenden Greifbewegungen verneint werden.

Die Untersuchung beginnt wieder mit der Beurteilung des Ernährungs- und Allgemeinzustandes. Es folgen Auskultation von Herz und Lungen, Palpation des Abdomens und Untersuchung der Geschlechtsorgane. Bei der Untersuchung des Skelettsystems ist auf Schiefhaltung der Wirbelsäule in allen Abschnitten zu achten, wichtig ist wieder die Prüfung auf das Vorliegen einer Hüftgelenksdysplasie oder -luxation: Besteht ein- oder beidseitig eine Spreizhemmung oder ist die Beweglichkeit eingeschränkt, so empfiehlt sich jetzt, zur Sicherung der Diagnose eine Röntgenaufnahme des Beckens zu veranlassen. Die Ossifikation des Pfannendaches ist zu diesem Zeitpunkt so weit fortgeschritten, daß pathologische Befunde röntgenologisch jetzt mit Sicherheit festzustellen sind.

Allgemeinuntersuchung

Rachitische Zeichen, wie Kraniotabes, Rosenkranz und Doppelkonturierung der Epiphysen, dürfen nicht vorhanden sein.

Rachitische Zeichen

Der neurologische Untersuchungsgang mit gleichzeitiger Beurteilung der motorischen Leistungen erfolgt in der in Tabelle 4 angegebenen Reihenfolge: Die Untersuchung beginnt in Rückenlage auf einem Untersuchungstisch, der genügend groß sein soll und eine weiche, aber nicht zu stark eindrückbare Auflage hat. Der Raum soll warm sein und eine gute Beleuchtung haben.

Neurologische Untersuchung und motorische Entwicklung

Tab. 4: Neurologischer Untersuchungsgang beim älteren Säugling

Rückenlage:	Kopfheben Hirnnerven (Fazialis, Kornealreflex) Muskeleigenreflexe an Armen und Beinen Bauchhaut-(Kremaster-)Reflex Fußgreifreflex Babinski
Hochziehen in die Sitzhaltung:	Kopfkontrolle Sitzen Abstützreaktionen Greifen
Rückenlage und Umdrehen in die Bauchlage:	Automatische Reaktion Kopfheben Krabbelbewegungen
Schwebelage:	Landau-Reaktion Sprungbereitschaft
Vertikale Hängelage:	Stehbereitschaft Stehen Gehen

Haltung und Spontanbewegung Muskeltonus Zunächst werden in Rückenlage die Haltung der Extremitäten, des Kopfes, des Rumpfes und die Spontanbewegungen beobachtet und dabei auf Asymmetrien geachtet. Dann wird der Muskeltonus durch vorsichtige Palpation geprüft. Aus der Rückenlage kann das Kind ab 3.–5. Monat den Kopf anheben. Ist das nicht möglich, so ist dies auf ein Persistieren des tonischen Labyrinthreflexes zurückzuführen. Dieser Reflex erzeugt in Bauchlage einen maximalen Beugetonus, in Rückenlage einen maximalen Strecktonus, also die opisthotone Haltung, die nur bei geschädigten Kindern konstant nachweisbar ist.

Hirnnervenprüfung Es folgt die Prüfung der Hirnnerven.
Fazialis: Beim Schreien hängt auf der gelähmten Seite der Mundwinkel herab.
Kornealreflex: Bei geöffnetem Auge wird die Kornea mit der Spitze eines zusammengedrehten Wattebausches berührt, worauf sich das Auge rasch schließt. Der Reflex fehlt bei Läsionen des N. trigeminus.

Muskeleigenreflexe An den Extremitäten werden die Muskeleigenreflexe, wie Bizepssehnenreflex, Radiusperiostreflex und Patellarsehnenreflex geprüft.
Die Handgreifreflexe sind verschwunden, das Kind kann jetzt die Hand öffnen und Gegenstände ergreifen.
Die Fußgreifreflexe und der Babinski-Reflex sind noch bis zum Ende des 1. Lebensjahres nachweisbar.
Am Rumpf können die Bauchhautreflexe und beim Knaben der Kremasterreflex geprüft werden.
Eine Abduktionshemmung in den Hüftgelenken kann jetzt auch auf eine beginnende Spastik mit Adduktorenspasmus hinweisen.
Wichtig ist es bei dieser Untersuchung, die vom Nacken ausgelösten Haltungsreaktionen zu prüfen, die zu dieser Zeit nicht mehr vorhanden sein dürfen. Bleibt der asymmetrisch-tonische Nackenreflex über den 5. Lebensmonat hinaus bestehen, so lernt das Kind nicht, sich Gegenstände zum Mund zu führen. Es nimmt dabei spontan die „Fechterstellung" ein.
Der Moro-Reflex (head-drop) soll ebenfalls nach dem 4. Lebensmonat nicht mehr nachweisbar sein. Bleibt diese Reaktion bestehen, so bewirkt sie ein Rückwärtsfallen des Kindes, was das Sitzenlernen erschwert. Häufig auftretende spontane Moro-Reaktionen machen das Kind unsicher und ängstlich, da es das Gleichgewicht nicht beherrschen lernt.

Hochziehen in die Sitzhaltung Kopfkontrolle Nach diesen Prüfungen wird das Kind an beiden Händen zum Sitzen (Abb. 18) hochgezogen und dabei die Haltung des Kopfes (Kopfkontrolle) kontrolliert. Der Kopf wird jetzt gut mitgehoben und mit Einwirkung des Labyrinthreflexes werden die Augen und der Mund immer in die Horizontale eingestellt, der Kopf also stets aufrecht und oben im Raum gehalten.

Man prüft das Sitzvermögen des Kindes und beobachtet Haltung und Stützreaktionen. Ab dem 4. Lebensmonat kann der Säugling mit Unterstützung, bis zum 6. Monat in der Regel frei sitzen. Die Stützreaktionen werden zunächst nach vorne (Abb. 19), dann nach den Seiten und erst gegen Ende des 1. Lebensjahres auch nach hinten ausgebildet. Das Kind ergreift vorgehaltene Gegenstände noch ohne Bevorzugung einer Seite mit der ganzen Hand und gestrecktem Daumen (palmares Greifen).

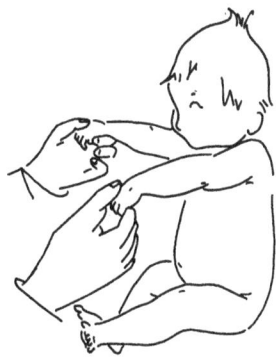
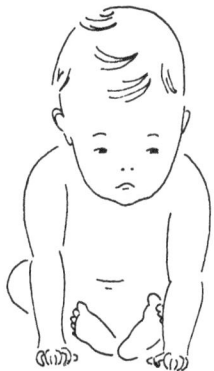

Abb. 18:
Hochziehen zum Sitzen
beim älteren Säugling.

Abb. 19:
Stützreaktion nach
vorne beim Sitzen.

Vom Sitzen wird das Kind wieder in die Rückenlage zurückgebracht und durch Auslösen der sogenannten Stellreaktionen das Umdrehen in der Bauchlage beobachtet. In Bauchlage kann das Kind jetzt den Kopf kräftig heben und halten, sich mit den Armen abstützen und den Oberkörper von der Unterlage abheben. Im 6. Lebensmonat bekommt es dann auch eine Hand frei zum Greifen. Bleibt der schon erwähnte tonische Labyrinthreflex bestehen, so ist diese Entwicklung nicht möglich, da es in Bauchlage zu einem allgemeinen Beugetonus kommt, Kopf und Arme also nicht gestreckt werden können.

Dann werden die im 6. Lebensmonat beginnenden Krabbelbewegungen in Bauchlage registriert.

Krabbelbewegungen

Nach der Untersuchung in Bauchlage folgt die in den sogenannten Schwebelagen: Das Kind wird mit beiden Händen unter Bauch und Brust gefaßt und hochgehalten. Während das Neugeborene im allgemeinen Beugetonus verharrte, bildet sich jetzt eine zunehmende Extensionshaltung aus. Mit etwa 6 Monaten tritt die Landau-Reaktion auf: Der Kopf wird gehoben und dorsal flektiert, der Rumpf wird überstreckt und auch Beine und Arme

Untersuchung in Schwebelage

Landau-Reaktion

werden gestreckt gehalten (Phase 1) (Abb. 20 a). Drückt man darauf den Kopf abwärts, löscht also den Labyrinthreflex aus, so tritt eine Beugung des Rumpfes, der Arme und der Beine ein (Phase 2 des Reflexes) (Abb. 20 b).

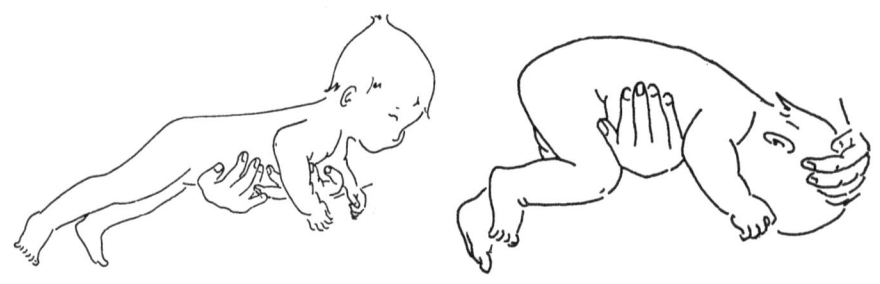

Abb. 20: Landau-Reaktion
a) 1. Phase
b) 2. Phase.

Sprungbereitschaft Wird aus der horizontalen Schwebelage der Kopf der Unterlage genähert, so tritt ab dem 6.–8. Lebensmonat die Sprungbereitschaft auf: die Arme werden gestreckt, die Hände dabei geöffnet, um den Kopf zu schützen. Diese Reaktion erfolgt unabhängig vom Sehen. Die Sprungbereitschaft sollte für jeden Arm einzeln geprüft werden, wobei besonders darauf zu *Faustschluß-* achten ist, ob sich die Hand vollständig öffnet. Bleibt sie zur Faust ge- *Hinweis auf zerebrale* schlossen, so kann dies ein wichtiges Hinweiszeichen für eine zerebrale *Bewegungsstörung* Bewegungsstörung sein. Im allgemeinen fehlt die Sprungbereitschaft nur bei Kindern mit schweren zentralnervösen Schädigungen.

Vertikale Hängelage Anschließend wird das Kind unter den Schultern gefaßt und in vertikaler Hängelage gehalten. Hierbei soll vor allem auch die Haltung der Beine beachtet werden. Kommt es zum Überkreuzen der Beine durch verstärkte Adduktion oder zu einem verstärkten Extensorentonus, so sind dies charakteristische Zeichen für das Vorliegen einer spastischen Diplegie.

Die Beine werden dann der Unterfläche genähert und die Stehbereit- *Positive Stützreaktion* schaft geprüft: Bei positiver Stützreaktion verwandeln sich die Beine bei Berührung des Fußballens mit der Unterlage zu starren belastungsfähigen Säulen, wobei es zu gleichzeitiger Kontraktion der Beuger und Strecker *Negative Stützreaktion* mit einem Überwiegen der Strecker kommt. Bei negativer Reaktion erfolgt keine Stützreaktion; statt dessen werden die Beine in Hüft- und Kniegelenk gebeugt.

Die gesamte Untersuchung wird wieder abgeschlossen mit der Inspektion der Mund- und Rachenhöhle.

Untersuchung im 9. bis 12. Lebensmonat

Neben der allgemeinen Untersuchung mit Auskultation von Herz und Lungen und Palpation der Abdominalorgane ist wiederum die Beurteilung des Skelettsystems von Bedeutung, wobei vor allem auf Asymmetrien, rachitische Zeichen und Hüftgelenksdysplasien bzw. -luxationen zu achten ist. Allgemein-
untersuchung

Zur neurologischen Untersuchung gehört auch die Beurteilung der statomotorischen Leistungen: Statomotorische
Entwicklung u.
neurologische
Untersuchung
Im Alter von 9—12 Monaten kann das Kind sich selbst aufsetzen, längere Zeit mit gutem Gleichgewicht sitzen und sich dabei nach hinten abstützen. Es zieht sich an Gegenständen zum Sitzen hoch, kriecht und robbt auf dem Bauch vorwärts und um seine Achse. Es kann sich auch mit Unterstützung an den Händen selbst aufstellen, steht mit ganzer Fußsohle und hebt ein Bein aktiv.
Mit 12 Monaten kann das Kind dann auf Händen und Knien kriechen und vorwärts aufrecht gehen, wenn ihm beide Hände gereicht werden.
Seine Motorik und Adaptation haben sich weiter entwickelt, es kann beispielsweise eine Glocke hin und her bewegen und versucht, beim Trinken aus der Tasse mit beiden Händen zuzufassen. Es ergreift kleine Gegenstände, z. B. einen Knopf mit gebeugtem Daumen und Zeigefinger, also mit vollendeter Oppositionsstellung.
Neurologisch müssen die tonischen Reflexe und der Moro-Reflex verschwunden sein. Zu prüfen sind die Landau-Reaktion, die Sprung- und Stehbereitschaft (Ausführung siehe 4.).

Das Kind soll zu dieser Zeit „Mama" und „Papa" sagen können, es ahmt Laute nach, schüttelt den Kopf für „nein" und bis zum Ende des 12. Lebensmonats spricht es wenigstens 2, meist 5—10 sinnvolle Worte in Kindersprache. Es reagiert auf seinen Namen und kann wieder bis zum Ende des 12. Monats bekannte Gegenstände auf Aufforderung suchen und herbringen. Sprachäuße-
rungen und
Sprach-
verständnis

In diesem Alter sollte auch das Hörvermögen des Kindes geprüft werden, denn hörgeschädigte Kinder sollten im Laufe des 2. Lebensjahres einer Behandlung zugeführt werden. Hörvermögen
Am besten eignet sich zur Hörprüfung der Ablenkhörtest. Manche Säuglinge beginnen bereits im 4. Lebensmonat auf ein geeignetes leises Geräusch Aufmerksamkeits- oder Ablenkreaktionen zu zeigen. Diese Entwicklung ist jedoch sehr variabel, bis zum 6.—8. Lebensmonat lernen es jedoch alle gesunden Kinder. Man führt diesen Hörtest am besten so durch, daß man das Kind auf den Schoß der Mutter setzt und dann versucht, abwechselnd von rechts und links das Kind durch bekannte Geräusche (Rasseln, Glockenläuten, Tassenklappern u. a. mehr) abzulenken. Bei

positiver Hörreaktion kommt es zur Kopfdrehung oder Blickwendung in Richtung zur Schallquelle, oder aber zum Innehalten einer Tätigkeit = Aufmerksamkeitsreaktion.
Kinder ohne eindeutige Hörreaktion sind zur weiteren Klärung in eine HNO-Klinik zu überweisen.

Sehvermögen Auch das Sehvermögen der Kinder sollte bei dieser Untersuchung geprüft werden, wobei zunächst beurteilt wird, ob die Augen einer Lichtquelle oder vorgehaltenen Gegenständen folgen. Auch sind Stellungsabweichungen wie Schielen nach dem 4. Lebensmonat immer pathologisch. Sie bilden sich nicht spontan zurück, so daß auch diese Kinder zur weiteren Diagnostik (z. B. Sehschwäche) und Therapie (Abdeckbehandlung) in die Augenklinik überwiesen werden müssen.

6. Untersuchung im 21. bis 24. Lebensmonat

Die allgemeine Untersuchung erfolgt in gleicher Weise wie bei den vorangehenden Untersuchungen dargestellt.

Motorische Die motorische Entwicklung des Kleinkindes vollzieht sich langsamer als
Entwicklung während des 1. Lebensjahres.
Die vom Säugling bereits erworbenen Fähigkeiten, z. B. Gleichgewichtsreaktionen und -kontrollen, müssen gefestigt werden.
Das Kind hat inzwischen gelernt, frei zu laufen ohne hinzufallen, geht auch die Treppe ohne Festhalten rauf und runter. Es kann einige Kleidungsstücke alleine ausziehen.
Die Feinmotorik hat sich so weit verbessert, daß einzelne Seiten in einem Buch umgeblättert werden können. Das Spielen wird insgesamt geordneter.
Die Sauberkeitsentwicklung als Anzeichen der Sphinkterkontrolle sollte bereits eingesetzt haben.
Außer „Mama" und „Papa" werden auch andere Wörter sinnvoll gebraucht.
Das Hören sollte wiederum geprüft werden.
Schielende Kinder sollten sofort zur weiteren Diagnostik und Behandlung in die Augenklinik überwiesen werden.

7. Untersuchung im 4. Lebensjahr

Diese Untersuchung sollte nicht zu früh vorgenommen werden, denn sie gibt noch einmal Gelegenheit, vor der Einschulung Gesundheit und Entwicklungsstörungen herauszufinden, die einer entsprechenden Behandlung und Förderung zugeführt werden müssen.

Anamnese In der Vorgeschichte sollte nach rezidivierenden Infekten und Bronchitiden gefragt werden, um gegebenenfalls eine Fokalsanierung (Adenoide,

Tonsillen, Nasennebenhöhlen) einzuleiten. Auch die Fragen nach Enuresis, Erziehungsschwierigkeiten und anderen Verhaltensstörungen gehören zur Vorgeschichte, um gegebenenfalls Fehlentwicklungen vorzubeugen.

Zu jeder Vorsorgeuntersuchung gehört die Ermittlung von Körperlänge und Körpergewicht, die Hinweise auf Fehlernährung, chronische Krankheiten oder verzögerte bzw. beschleunigte körperliche Entwicklung geben können. Bestimmung von Körperlänge und Körpergewicht

Mit 4 Jahren ist die Motorik des Kleinkindes so weit ausgebildet, daß es auf einem Bein stehen und hüpfen kann, den Fuß beim Gehen abrollt. Durch das verbesserte Gleichgewicht und die verbesserte Haltungskontrolle kann sich das Kind jetzt geschickt bewegen und Treppen mühelos auf- und absteigen. Motorische Entwicklung

Bei der Auskultation des Herzens sind ggf. akzidentelle Herzgeräusche von organischen durch weitere Untersuchungen (z. B. Thoraxröntgen, EKG) abzugrenzen. Kriterien für akzidentelle Geräusche bei der Auskultation sind: Auskultation von Herz und Lunge

1. relativ geringe Lautstärke des Geräusches
2. kurze Geräuschdauer, da meist frühsystolisch gelegen
3. musikalischer Klangcharakter
4. Begrenzung auf einen kleinen Auskultationsbezirk mit Änderung der Intensität bei Lagewechsel.

Akzidentelle Herzgeräusche sind im Kindesalter außerordentlich häufig. Die Auskultation der Lungen kann Auskunft geben über eventuell bestehende rezidivierende Bronchitiden.

Es folgt eine gründliche Palpation der Abdominalorgane, wobei nach Milz- und Lebervergrößerungen und besonders auch nach Bauchtumoren (z. B. Wilms-Tumor) gefahndet werden soll. Abdominalorgane

Bei Knaben mit ein- oder doppelseitiger Hodenretention ist darauf hinzuweisen, daß zu dieser Zeit spätestens die Behandlung erforderlich wird (zunächst wird immer eine Hormonbehandlung mit Choriongonadotropin versucht, bei ausbleibendem Erfolg sollte dann die Operation durchgeführt werden). Genitalorgane

Bei der Untersuchung des Skelettsystems soll auf Wirbelsäulenverkrümmungen, Trichterbrust und Extremitätendeformierung geachtet werden. Nur echte Knick-Plattfüße, die unter der Belastung zusammensinken, müssen gestützt werden. Skelettsystem

Neurologische Untersuchung Bei der Prüfung des Nervensystems sind die Sehnenreflexe seitengleich auszulösen und keine meningitischen Zeichen vorhanden.

Sinnesorgane Kinder mit Sprachstörungen sollen einer sprachheilpädagogischen Behandlung zugeführt werden. Bei verzögerter Sprachentwicklung muß aber auch an eine Hörstörung gedacht werden. Man prüft das Hörvermögen mittels Sprachabstand bei sorgfältiger Vertäubung des Gegenohres. Bei Verdacht auf Hörstörungen sollte das Kind dann zu einer audiometrischen Untersuchung überwiesen werden. Die Sehprüfung mit der Bildtafel, binokular und monokular kann meist nur hochgradige Sehbehinderungen aufdecken. Ergiebiger ist die Untersuchung mit dem Sehtestgerät R 4 von Rodenstock, wobei objektiv binokular und jedes Auge getrennt monokular geprüft werden kann. Erst im Alter von 4 Jahren kann jedoch mit einer guten Mitarbeit des Kindes gerechnet werden.

Psychische Entwicklung Die psychische Entwicklung macht dem Kind jetzt eine kurzfristige Trennung von der Mutter möglich, so daß es im Kindergarten bleibt. Auch beginnt es jetzt mit anderen Kindern zu spielen und ist kooperativ.

Die Untersuchung ist wieder abzuschließen mit der Inspektion der Mundhöhle. Das Milchgebiß mit 20 Zähnen soll vollständig sein. Das Kind sollte jetzt regelmäßig von der Mutter die Zähne geputzt bekommen. Man verwendet dazu eine fluorhaltige Zahnpaste und eine Zahnbürste mit kleinem Bürstenkopf aus Nylonborsten. Auch sollte man darauf hinweisen, daß das Kind in diesem Alter einem Zahnarzt vorgestellt wird, da eine Karies im Milchgebiß viel schneller abläuft als im bleibenden Gebiß.

Untersuchung des Urins In diesem Alter ist auch eine Untersuchung des Urins auf Eiweiß, Zucker und Sediment vorgesehen, um ggf. Harnwegsinfektionen zu erkennen.

Schrifttum

Beckmann, G.: Die Hörprüfung beim Kind. Dtsch. Ärztebl. 68, 3071–3074 (1971).
Flehming, I.: Statisch-motorische Entwicklung des Säuglings und Kleinkindes. In: Handbuch der Kinderheilkunde I/1, 1971.
Joppich, G. und F. J. Schulte: Neurologie des Neugeborenen. Springer-Verlag, Berlin–Heidelberg–New York 1968.
Prechtl, H. F. R. und D. J. Beintema: Die neurologische Untersuchung des reifen Neugeborenen. Georg Thieme Verlag, Stuttgart 1968.
Schmid-Rüter, E.: Früherkennung und Diagnose der Phenylketonurie. Dtsch. Ärztebl. 68, 2377–2384 (1971).
Schulte, F. J.: Das motorische Verhalten von Früh- und Neugeborenen. In: Handbuch der Kinderheilkunde I/1, 1971.

GPSR Compliance
The European Union's (EU) General Product Safety Regulation (GPSR) is a set
of rules that requires consumer products to be safe and our obligations to
ensure this.

If you have any concerns about our products, you can contact us on

ProductSafety@springernature.com

In case Publisher is established outside the EU, the EU authorized
representative is:

Springer Nature Customer Service Center GmbH
Europaplatz 3
69115 Heidelberg, Germany

www.ingramcontent.com/pod-product-compliance
Ingram Content Group UK Ltd.
Pitfield, Milton Keynes, MK11 3LW, UK
UKHW041948230426

12048UKWH00008B/201

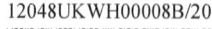